# El Libro De Cocina De La Dieta Cetogénica

Recetas Rápidas Y Fáciles Para Comidas Deliciosas
Con Pocos Carbohidratos - Dulces, Galletas Y
Aperitivos Para Perder Peso Rápidamente

**Allison Rivera**

**Estrella Blanco**

documento, incluyendo, pero no limitado a, — errores, omisiones o inexactitudes.

# Tabla de contenido

# RECETAS DE BATIDOS Y DESAYUNO

## Chaffles con manzana caramelizada y yogur

Porción: 2

Tiempo de preparación: 5 minutos

Tiempo de cocción: 10 minutos

<u>ingredientes</u>

- 1 cucharada de mantequilla sin sal
- 1 cucharada de azúcar morena dorada
- 1 manzana Granny Smith, con núcleo y en rodajas finas
- 1 pizca de sal
- 2 gofres congelados integrales, tostados
- 1/2 taza de queso mozzarella rallado
- 1/4 de taza de yogur yoplait® vainilla francesa original

<u>dirección</u>

1. Derretir la mantequilla en una sartén grande a fuego medio-alto hasta que empiece a dorar. Agregue el queso mozzarella y revuelva bien.

2. Agregue el azúcar, las rodajas de manzana y la sal y cocine, revolviendo con frecuencia, hasta que las manzanas se ablanden y estén tiernas, aproximadamente de 6 a 9 minutos.

3. Ponga un gofre caliente cada uno en un plato, cubra cada uno con yogur y manzanas. Sirva caliente.

<u>nutrición:</u>

Calorías: 240 calorías

Grasa total: 10,4 g

Colesterol: 54 mg

Sodio: 226 mg

Carbohidratos totales: 33.8 g

Proteína: 4,7 g

# Tazón de helado de chaffle

Tiempo de preparación: 5 minutos

Tiempo de cocción: 0 minutos

Porciones: 2

**ingredientes:**

- 4 rozaduras básicas
- 2 cucharadas de helado de keto
- 2 cucharaditas de jarabe de chocolate sin azúcar

**método:**

1. Coloca 2 castas básicas en un tazón, siguiendo el diseño contorneado del tazón.
2. Cubra con el helado.
3. Rocíe con el jarabe encima.
4. servir.

**Valor nutricional:**

- Calorías 181
- Grasa total 17.2g
- Grasa saturada 4.2g
- Colesterol 26mg
- Sodio 38mg
- Carbohidratos totales 7g
- Fibra dietética 1g
- Azúcares totales 4.1g

- Proteína 0.4g
- Potasio 0mg

# Chaffle de calabacín

Tiempo de preparación: 10 minutos

Tiempo de cocción: 8 minutos

Porciones: 2

## ingredientes:

- 1 taza de calabacín rallado
- 1/4 de taza de queso mozzarella rallado
- 1 huevo batido
- 1/2 taza de queso parmesano rallado
- 1 cucharadita de albahaca seca
- Sal y pimienta al gusto

## método:

1. Precalentar a tu fabricante de gofres.
2. Espolvorear la pizca de sal sobre el calabacín y mezclar.
3. Deja reposar durante 2 minutos.
4. Envuelva el calabacín con la toalla de papel y apriételo para deshacerse del agua.
5. Transfiéralo a un tazón y revuelve el resto de los ingredientes.
6. Vierta la mitad de la mezcla en el fabricante de gofres.
7. Cierre el dispositivo.
8. Cocine durante 4 minutos.
9. Haga el segundo chaffle siguiendo los mismos pasos.

**<u>Valor nutricional:</u>**

- Calorías 194
- Grasa total 13 g
- Grasa saturada 7 g
- Colesterol 115 mg
- Sodio 789 mg
- Potasio 223 mg
- Carbohidratos totales 4 g
- Fibra dietética 1 g
- Proteína 16 g
- Azúcares totales 2 g

# Taco Chaffle

Tiempo de preparación: 15 minutos

Tiempo de cocción: 20 minutos

Porciones: 4

**Ingredientes:**

- 1 cucharada de aceite de oliva
- 1 libra de carne molida
- 1 cucharadita de comino molido
- 1 cucharadita de chile en polvo
- 1/4 cucharadita de cebolla en polvo
- 1/2 cucharadita de ajo en polvo
- Sal al gusto
- 4 rozaduras básicas
- 1 taza de repollo picado
- 4 cucharadas de salsa (sin azúcar)

**método:**

1. Vierta el aceite de oliva en una sartén a fuego medio.
2. Agregue la carne molida.
3. Sazona con la sal y las especias.
4. Cocine hasta que estén marrones y desmenuzados.
5. Dobla el chaffle para crear una "cáscara de taco".
6. Rellena cada taco de rozaduras con repollo.
7. Cubra con la carne molida y salsa.

## Valor nutricional:

- Calorías 255
- Grasa total 10.9g
- Grasa saturada 3.2g
- Colesterol 101mg
- Sodio 220mg
- Potasio 561mg
- Carbohidratos totales 3g
- Fibra dietética 1g
- Proteína 35.1g
- Azúcares totales 1.3g

# Choco Macadamia

# Smoothie

Tiempo de preparación: 5 minutos Tiempo de cocción: 5 minutos Servir: 1

## ingredientes:

- 1 cucharada de cacao en polvo sin endulzar
- 2 cucharadas de semilla de chía
- 1 cucharada de mantequilla de coco
- 1 cucharadita de aceite MCT
- 2 cucharadas de nueces de macadamia
- 1 taza de leche de almendras sin endulza

## Indicaciones:

- Agregue todos los ingredientes a la licuadora y licúe hasta que estén suaves.
- Sirva y disfrute.

## Valor nutricional (cantidad por porción):

Calorías 368

Grasa 35,2 g

Carbohidratos 13.7 g

Azúcar 1,8 g

Proteína 7,5 g

Colesterol 0 mg

# Chaffle de parmesano de pollo

Tiempo de preparación: 15 minutos

Tiempo de cocción: 8 minutos

Porciones: 2

<u>ingredientes:</u>

<u>Chaffle</u>

- 1 huevo batido
- 1/4 de taza de queso cheddar rallado
- 1/8 de taza de queso parmesano rallado
- 1 cucharadita de queso crema
- 1/2 taza de carne de pechuga de pollo, rallada
- 1/8 cucharadita de ajo en polvo
- 1 cucharadita de condimento italiano

## Coberturas

- 1 cucharada de salsa de pizza (sin azúcar)
- 2 rebanadas de queso provolone

<u>método:</u>

1. Conecta tu fabricante de gofres.
2. Combine todos los ingredientes del gasa en un tazón.
3. Mezcle bien.
4. Agregue la mitad de la mezcla al fabricante de gofres.

5. Cocine durante 4 minutos.

6. Repita con el siguiente rozaduras.

7. Esparce la salsa de pizza encima de cada choza y pon Provolone encima.

**<u>Valor nutricional:</u>**

- Calorías125
- Grasa total 8.3g
- Grasa saturada 4 g
- Colesterol 115.3mg
- Sodio 285.7mg
- Potasio 760 mg
- Carbohidratos totales 2.6g
- Fibra dietética 0.3g
- Proteína 9.4g

# Pastel de crema de chaffle

Tiempo de preparación: 20 minutos

Tiempo de cocción: 30 minutos

Porciones: 8

<u>ingredientes:</u>

## Chaffle

- 4 oz. de queso crema
- 4 huevos
- 1 cucharada de mantequilla, derretida
- 1 cucharadita de extracto de vainilla
- 1/2 cucharadita de canela
- 1 cucharada de edulcorante
- 4 cucharadas de harina de coco
- 1 cucharada de harina de almendras
- 1 1/2 cucharadita de polvo de hornear
- 1 cucharada de hojuelas de coco (sin azúcar)
- 1 cucharada de nueces picadas

## alcorza

- 2 oz. de queso crema
- 2 cucharadas de mantequilla
- 2 cucharadas de edulcorante

- 1/2 cucharadita de vainilla

**método:**

1. Combine todos los ingredientes del azafán excepto las hojuelas de coco y las nueces en una licuadora.
2. Licúe hasta que quede suave.
3. Conecta tu fabricante de gofres.
4. Agregue parte de la mezcla al fabricante de gofres.
5. Cocine durante 3 minutos.
6. Repita los pasos hasta que se utilice la masa restante.
7. Mientras dejas enfriar los rozaduras, haz el glaseado combinando todos los ingredientes.
8. Utilice un mezclador para combinar y convertir el glaseado en consistencia esponjosa.
9. Extienda el glaseado en la parte superior de los rozaduras.

**Valor nutricional:**

- Calorías127
- Grasa total 13.7g
- Grasa saturada 9 g
- Colesterol 102.9mg
- Sodio 107.3mg
- Potasio 457 mg
- Carbohidratos totales 5.5g
- Fibra dietética 1.3g
- Proteína 5.3g
- Azúcares totales 1.5g

# Chaffle de pan de maíz

Tiempo de preparación: 5 minutos

Tiempo de cocción: 8 minutos

Porciones: 2

## ingredientes:

- 1 huevo batido
- 1/2 taza de queso cheddar rallado
- 5 rebanadas de jalapeño encurtido, picado y drenado
- 1 cucharadita de salsa picante
- 1/4 cucharadita de extracto de maíz
- Sal al gusto

## método:

1. Combine todos los ingredientes en un tazón mientras precalenta su fabricante de gofres.
2. Agregue la mitad de la mezcla al dispositivo.
3. Sellar y cocinar durante 4 minutos.
4. Deje enfriar un plato durante 2 minutos.
5. Repita los pasos para el segundo rozaduras.

## Valor nutricional:

- Calorías150
- Grasa total 11.8g
- Grasa saturada 7 g
- Colesterol 121mg

- Sodio 1399.4mg

- Potasio 350 mg

- Carbohidratos totales 1.1g

- Fibra dietética 0g

- Proteína 9.6g

- Azúcares totales 0.2g

# Chaffles de

# salchicha italiana

Tiempo de preparación: 5 minutos

Tiempo de cocción: 8 minutos

Porciones: 2

**ingredientes:**

- 1 huevo batido
- 1 taza de queso cheddar rallado
- 1/4 de taza de queso parmesano rallado
- 1 lb. Salchicha italiana, desmoronada
- 2 cucharaditas de polvo de hornear
- 1 taza de harina de almendras

**método:**

1. Precalentar a tu fabricante de gofres.
2. Mezcle todos los ingredientes en un tazón.
3. Vierta la mitad de la mezcla en el fabricante de gofres.
4. Cubra y cocine durante 4 minutos.
5. Transfiéralo a un plato.
6. Deja enfriar para que esté crujiente.
7. Haga los mismos pasos para hacer el siguiente roce.

**Valor nutricional:**

- Calorías 332
- Grasa total 27.1g
- Grasa saturada 10.2g

- Colesterol 98mg
- Sodio 634mg
- Carbohidratos totales 1.9g
- Fibra dietética 0.5g
- Azúcares totales 0.1g
- Proteína 19.6g
- Potasio 359mg

# Choza de ajo de queso

Tiempo de preparación: 10 minutos

Tiempo de cocción: 8 minutos

Porciones: 2

ingredientes:

**Chaffle**

- 1 huevo
- 1 cucharadita de queso crema
- 1/2 taza de queso mozzarella rallado
- 1/2 cucharadita de ajo en polvo
- 1 cucharadita de condimento italiano

**topping**

- 1 cucharada de mantequilla
- 1/2 cucharadita de ajo en polvo
- 1/2 cucharadita de condimento italiano
- 2 cucharadas de queso mozzarella rallado

método:

1. Conecta tu fabricante de gofres para precalentar.
2. Precaliente el horno a 350 grados F.
3. En un tazón, combine todos los ingredientes del azafán.
4. Cocine en el fabricante de gofres durante 4 minutos por rozadura.

5. Transfiéralo a una bandeja para hornear.

6. Esparce la mantequilla encima de cada rozadura.

7. Espolvorea ajo en polvo y condimento italiano en la parte superior.

8. Cubra con queso mozzarella.

9. Hornee hasta que el queso se haya derretido.

**<u>Valor nutricional:</u>**

- Calorías141
- Grasa total 13 g
- Grasa saturada 8 g
- Colesterol 115,8 mg
- Sodio 255,8 mg
- Potasio 350 mg
- Carbohidratos totales 2.6g
- Fibra dietética 0.7g

# Sándwich de pan de pollo

Tiempo de preparación: 5 minutos

Tiempo de cocción: 15 minutos

Porciones: 2

## ingredientes:

- 1 filete de pechuga de pollo, cortado en tiras
- Sal y pimienta al gusto
- 1 cucharadita de romero seco
- 1 cucharada de aceite de oliva
- 4 rozaduras básicas
- 2 cucharadas de mantequilla, derretida
- 2 cucharadas de queso parmesano rallado

## método:

1. Sazona las tiras de pollo con sal, pimienta y romero.
2. Añadir el aceite de oliva a una sartén a fuego medio-bajo.
3. Cocine el pollo hasta que se dore por ambos lados.
4. Esparce la mantequilla encima de cada rozadura.
5. Espolvorea queso en la parte superior.
6. Coloque el pollo encima y encima con otro rozaduras.

## Valor nutricional:

- Calorías 262
- Grasa total 20g
- Grasa saturada 9.2g

- Colesterol 77mg

- Sodio 270mg

- Potasio 125mg

- Carbohidratos totales 1g

- Fibra dietética 0.2g

- Proteína 20.2g

- Azúcares totales 0g

# Batido Energy

# Booster Breakfast

Tiempo de preparación: 5 minutos Tiempo de cocción: 5 minutos Servir: 1

**ingredientes:**

- 1 taza de leche de almendras sin endulza
- 1/2 taza de hielo
- 1 1/2 cucharadita de polvo de maca
- 1 cucharada de mantequilla de almendras
- 1 cucharada de aceite MCT

**Indicaciones:**

1. Añadir todos los ingredientes a la licuadora y mezclar hasta que quede suave.
2. Sirva y disfrute.

**Valor nutricional (cantidad por porción):**

Calorías 248

Grasa 26,5 g

Carbohidratos 4,5 g

Azúcar 1,2 g

Proteína 4,9 g

Colesterol 0 mg

# Batido de Mora

Tiempo de preparación: 5 minutos Tiempo de cocción: 5 minutos

Servir: 2

**ingredientes:**

- 1 taza de leche de almendras sin endulza
- 1/2 taza de hielo
- 1/2 cucharadita de vainilla
- 1 cucharadita de eritritol
- Queso crema de 2 oz, suavizado
- 4 cucharadas de crema para batir pesada
- 2 oz de moras frescas

**Indicaciones:**

1. Agregue todos los ingredientes a la licuadora y licúe hasta que estén suaves.
2. Sirva y disfrute.

**Valor nutricional (cantidad por porción):**

Calorías 238

Grasa 22,9 g

Carbohidratos 5,9 g

Azúcar 4,1 g

Proteína 3,7 g

Colesterol 72 mg

# RECETAS DE MARISCOS Y PESCADOS

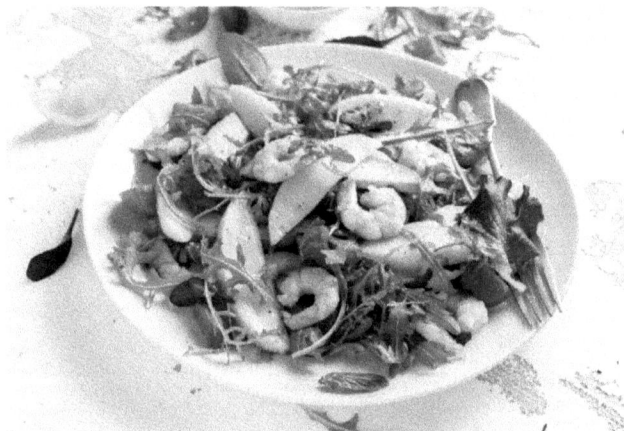

# Camarones

# mantecosos

Tiempo de preparación: 5 minutos Tiempo de
cocción: 15 minutos

Saque: 4

**ingredientes:**

- 1 1/2 lb de camarón

- 1 cucharada de condimento italiano

- 1 limón en rodajas

- 1 mantequilla de palillo, derretida

**Indicaciones:**

1. Agregue todos los ingredientes en el tazón grande
   y mezcle bien.

2. Transfiera la mezcla de camarones en la bandeja para
   hornear.

3. Hornee a 350 F durante 15 minutos.

4. Sirva y disfrute.

**Valor nutricional (cantidad por porción):**

Calorías 415

Grasa 26 g

Carbohidratos 3 g

Azúcar 0,3 g

Proteína 39 g

Colesterol 421 mg

# COMIDAS SIN CARNE

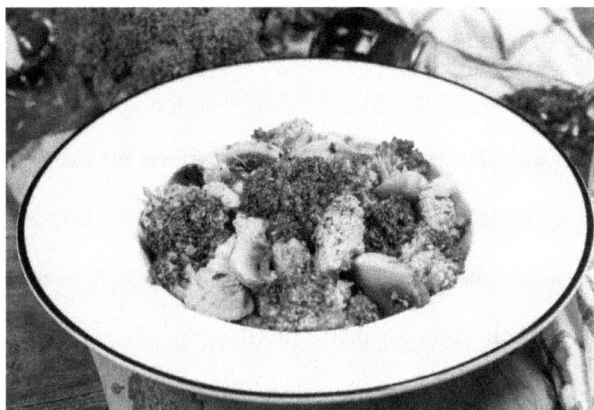

# Arroz de coliflor

# mexicana

Tiempo de preparación: 10 minutos Tiempo de cocción: 10 minutos Servir: 3

## ingredientes:

- 1 cabeza grande de coliflor, cortada en floretes
- 2 dientes de ajo picados
- 1 cebolla cortada en cubos
- 1 cucharada de aceite de oliva
- 1/4 de taza de caldo de verduras
- 3 cucharadas de pasta de tomate
- 1/2 cucharadita de comino
- 1 cucharadita de sal

## Indicaciones:

1. Agregue la coliflor en el procesador de alimentos y procese hasta que parezca arroz.
2. Caliente el aceite en una sartén a fuego medio.
3. Agregue la cebolla y el ajo y saltee durante 3 minutos.
4. Agregue el arroz de coliflor, el comino y la sal y revuelva bien.
5. Agregue el caldo y la pasta de tomate y revuelva hasta que estén bien combinados.
6. Sirva y disfrute.

**Valor nutricional (cantidad por porción):**

Calorías 90

Grasa 5 g

Carbohidratos 10 g

Azúcar 4 g

Proteína 3 g

Colesterol 0 mg

# Fideos balsámicos

# de calabacín

Tiempo de preparación: 10 minutos Tiempo de cocción: 15 minutos Servir: 4

**ingredientes:**

- 4 calabacines, en espiral usando una cortadora
- 1 1/2 cucharada de vinagre balsámico
- 1/4 de taza de hojas frescas de albahaca, picadas
- 4 bolas de mozzarella, descuartizados
- 1 1/2 taza de tomate cherry, cortados a la mitad
- 2 cucharadas de aceite de oliva
- pimienta
- sal

**Indicaciones:**

1. Agregue los fideos de calabacín en un tazón y sazone con pimienta y sal. Reserva durante 10 minutos.
2. Agregue bien la mozzarella, los tomates y la albahaca.
3. Rocía con aceite y vinagre balsámico.
4. Sirva y disfrute.

**Valor nutricional (cantidad por porción):**

Calorías 222

Grasa 15 g

Carbohidratos 10 g

Azúcar 5,8 g

Proteína 9,5 g

Colesterol 13 mg

# SOPAS, GUISOS Y ENSALADAS

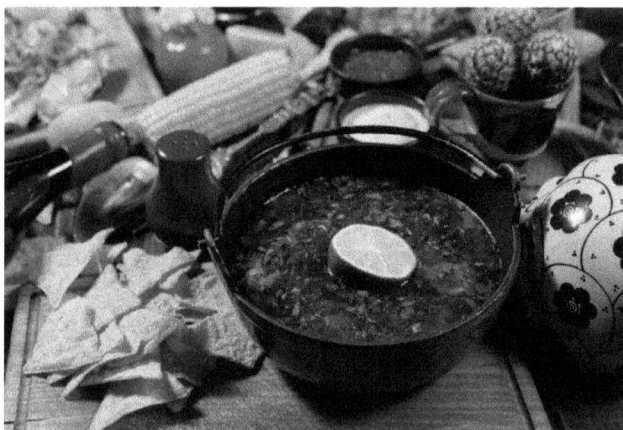

# Sopa de aguacate

Tiempo de preparación: 10 minutos Tiempo de cocción: 10 minutos

Saque: 6

## ingredientes:

- 2 aguacates, pelados y deshuesados
- 1 taza de crema pesada
- 2 cucharadas de jerez seco
- 2 tazas de caldo de verduras
- 1/2 cucharadita de jugo de limón fresco
- pimienta
- sal

## Indicaciones:

1. Agregue el aguacate, el jugo de limón, el jerez y el caldo a la licuadora y mezcle hasta que quede suave.
2. Vierta la mezcla mezclada en un tazón y agregue la crema.
3. Sazona con pimienta y sal.
4. Sirva y disfrute.

## Valor nutricional (cantidad por porción):

Calorías 102

Azúcar 0,3 g

Grasa 9,5 g

Proteína 2,4 g

Carbohidratos 1,9 g

Colesterol 27 m

# BRUNCH Y CENA

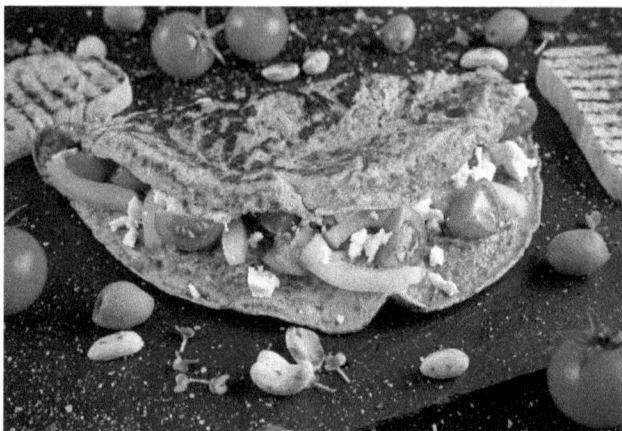

# Tortilla de queso de oliva

Tiempo de preparación: 10 minutos Tiempo de cocción: 5 minutos

Saque: 4

## ingredientes:

- 4 huevos grandes
- Queso de 2 oz
- 12 aceitunas, picadas
- 2 cucharadas de mantequilla
- 2 cucharadas de aceite de oliva
- 1 cucharadita de hierba de Provenza
- 1/2 cucharadita de sal

## Indicaciones:

1. Agregue todos los ingredientes excepto la mantequilla en un tazón batir bien hasta que esté espumoso.
2. Derretir la mantequilla en una sartén a fuego medio.
3. Vierta la mezcla de huevo sobre la sartén caliente y extienda uniformemente.
4. Cubra y cocine durante 3 minutos.
5. Gire la tortilla a otro lado y cocine durante 2 minutos más.
6. Sirva y disfrute.

**Valor nutricional (cantidad por porción):**

Calorías 250

Grasa 23 g

Carbohidratos 2 g

Azúcar 1 g

Proteína 10 g

Colesterol 216 mg

# POSTRES Y BEBIDAS

## Choco Frosty

Tiempo de preparación: 5 minutos Tiempo de

cocción: 5 minutos

Saque: 4

**ingredientes:**

- 1 cucharadita de vainilla

- 8 gotas de stevia líquida

- 2 cucharadas de cacao en polvo sin endulzar

- 1 cucharada de mantequilla de almendras

- 1 taza de crema pesada

**Indicaciones:**

1. Agregue todos los ingredientes al tazón de mezcla y bata con una licuadora de inmersión
   hasta que se formen picos suaves.

2. Colóquelo en nevera durante 30 minutos.

3. Agregue la mezcla helada en la bolsa de tuberías y la tubería en los vasos de servicio.

4. Sirva y disfrute.

**Valor nutricional (cantidad por porción):**

Calorías 240

Grasa 25 g

Carbohidratos 4 g

Azúcar 3 g

Proteína 3 g

Colesterol 43 mg

# RECETAS DE DESAYUNO

## Iced Matcha Latte

Servicios: 1

Tiempo de preparación: 10 minutos

### ingredientes

- 1 cucharada de aceite de coco
- 1 taza de leche de anacardo sin endulzar
- 1 cucharadita de matcha en polvo
- 2 cubitos de hielo
- 1/8 cucharadita de vainilla

### Indicaciones

1. Mezcle todos los ingredientes en una licuadora y mezcle hasta que estén suaves.
2. Vierta en un vaso para servir.

### Cantidad nutricional por porción

Calorías 161

Grasa total 16g 21% grasa saturada 12g 60%

Colesterol 3mg 1%

Sodio 166mg 7%

Carbohidratos totales 2.9g 1% Fibra dietética 2g 7%

Azúcares totales 1.4g Proteína 2.4g

# Café con leche de calabaza de mantequilla dorada

Servicios: 2

Tiempo de preparación: 10 minutos

## ingredientes

- 2 tragos de espresso
- 2 cucharadas de mantequilla
- 2 cucharadas de Stevia
- 2 tazas de leche de almendras calientes
- 4 cucharadas de puré de calabaza

## Indicaciones

1. Caliente la mantequilla a fuego lento en una sartén pequeña y deje que se dore ligeramente.
2. Prepara dos tragos de espresso y revuelve el Stevia.
3. Agregue la mantequilla dorada junto con el puré de calabaza y la leche de almendra caliente.
4. Licúe durante unos 10 segundos en alto y vierta en 2 tazas para servir.

## Cantidad nutricional por porción

Calorías 227

Grasa total 22.6g 29% Grasa saturada 18.3g 92%

Colesterol 31mg 10%

Sodio 93mg 4%

Carbohidratos totales 4.5g 2% Fibra dietética 0.9g 3%

Azúcares totales 1g, Proteína 1.5g

# APERITIVOS Y POSTRES

## Caprese Snack

Servicios: 4

Tiempo de preparación: 5 minutos

### ingredientes

- 8 oz. de mozzarella, mini bolas de queso

- 8 oz. de tomate cherry

- 2 cucharadas de pesto verde

- Sal y pimienta negra, al gusto

- 1 cucharada de ajo en polvo

### Indicaciones

1. Corta las bolas de mozzarella y los tomates por la mitad.

2. Agregue el pesto verde y sazone con ajo en polvo, sal y pimienta para servir.

### Cantidad nutricional por porción

Calorías 407

Grasa total 34.5g 44% Grasa saturada 7.4g 37%

Colesterol 30mg 10%

Sodio 343mg 15%

Carbohidratos totales 6.3g 2% Fibra dietética 0.9g 3%

Azúcares totales 2g Proteína 19.4g

# RECETAS DE CERDO, CARNE DE RES Y CORDERO

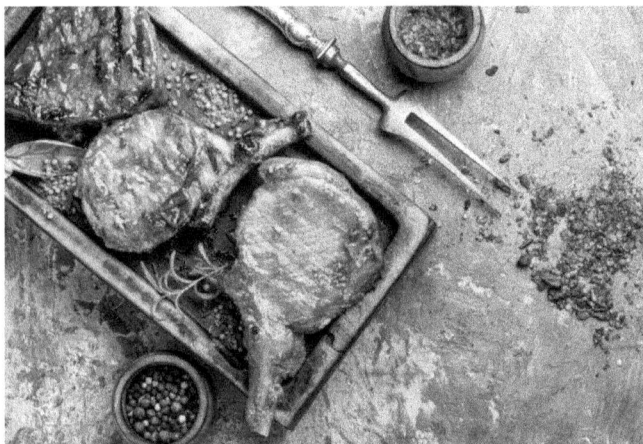

# Roll ups de cerdo de espinaca

Servicios: 8

Tiempo de

preparación: 15

minutos

Ingredientes

- 2 cucharaditas de mostaza de miel

- 8 rodajas finas de tocino ahumado

- 1 taza de queso Monterey Jack, cortado a lo largo de los cuartos

- 1 taza de hojas frescas de espinaca bebé

- 1/2 pimiento rojo medio, sembrado y cortado en tiras finas

Directions

1. Esparce la mostaza de miel sobre rodajas de tocino.
2. Divida las hojas de espinaca entre 8 platos y colóquelo en rodajas de tocino.
3. Cubra con pimiento rojo y queso para servir.

Cantidad nutricional por porción

Calorías 161

Grasa total 12.3g 16%

Grasa saturada 5.3g 27%

Colesterol 33mg 11%

Sodio 524mg 23%

Carbohidratos totales 1.6g

1% Fibra Dietética 0.2g 1%

Azúcares totales

0.7g Proteína

10.7g

# Cerdo con guiso de calabaza con mantequilla

Servicios: 4

Tiempo de

preparación: 40

minutos

Ingredientes

- Calabaza de mantequilla de 1/2 libra, pelada y en cubos

- 1 libra de cerdo magro

- 2 cucharadas de mantequilla

- Sal y pimienta negra, al gusto

- 1 taza de caldo

de carne de res

Directions

1. Ponga la mantequilla y el cerdo magro en una sartén y cocine durante unos 5 minutos.
2. Agregue la calabaza con mantequilla, el caldo de carne de res y sazone con sal y pimienta negra.
3. Cubra con la tapa y cocine durante unos 25 minutos a fuego medio-bajo.
4. Despacha a un tazón y sirve
caliente.

Cantidad nutricional por porción

Calorías 319

Grasa total 17.1g 22% Grasa

saturada 7.9g 39%

Colesterol 105mg 35%

Sodio 311mg 14%

Carbohidratos totales 6.7g

2% Fibra dietética 1.1g 4%

Azúcares totales

1.3g Proteína

33.7g

# Empanadas de hamburguesa

Servicios: 6

Tiempo de preparación: 30 minutos

## ingredientes

- 1 huevo
- 25 oz. de carne molida
- 3 oz. de queso feta, desmenuzado
- 2 oz. de mantequilla, para freír
- Sal y pimienta negra, al gusto

## Indicaciones

1. Mezcle el huevo, la carne molida, el queso feta, la sal y la pimienta negra en un tazón.
2. Combine bien y forme empanadas de igual tamaño.
3. Caliente la mantequilla en una sartén y agregue las empanadas.
4. Cocine a fuego medio-bajo durante unos 3 minutos por lado.
5. Despacha y sirve caliente.

## Cantidad nutricional por porción

Calorías 335

Grasa total 18.8g 24% Grasa saturada 10g 50%

Colesterol 166mg 55%

Sodio 301mg 13%

Carbohidratos totales 0.7g 0% Fibra dietética 0g 0%

Azúcares totales 0.7g Proteína 38.8g

# Chuletas de cerdo rellenas

Servicios: 6

Tiempo de

preparación: 40

minutos

Ingredientes

- 4 dientes de ajo picados

- 2 libras cortadas chuletas de cerdo deshuesadas

- 11/2 cucharaditas de sal

- 8 oz. de queso provolone

- 2 tazas de espinacas

bebé

1. Precalentar el horno a 3500F y engrasar una bandeja para hornear
2. Mezcle el ajo con sal y frote un lado de las chuletas de cerdo.
3. Coloque la mitad de las chuletas de cerdo junto al ajo en una bandeja para hornear y cubra con espinacas y queso provolone.
4. Cubra con el resto de las chuletas de cerdo del lado del ajo hacia arriba y colóquela en el horno.
5. Hornee durante unos 30 minutos y sirva caliente

# Cazuela de Taco Keto

Servicios: 8

Tiempo de

preparación: 55

minutos

Ingredientes

- 2 libras de carne molida

- 1 cucharada de aceite de oliva virgen extra

- Mezcla de condimento de tacos, sal kosher y pimienta negra

- 2 tazas de queso mexicano rallado

- 6 huevos grandes,

ligeramente batidos

1. Precaliente el horno a 3600F y engrase un molde para hornear de 2 cuartos.
2. Caliente el aceite a fuego medio en una sartén grande y agregue carne molida.
3. Sazona con mezcla de condimentos de tacos, sal kosher y pimienta negra.
4. Cocine durante unos 5 minutos a cada lado y deseje el plato para dejar enfriar ligeramente.
5. Mezcle los huevos en la mezcla de carne de res y transfiera la mezcla al plato para hornear.
6. Cubra con queso mexicano y hornee durante

unos 25 minutos hasta que esté listo.

7. Retirar del horno y servir caliente.

Cantidad nutricional por porción de calorías 382

Grasa total 21.6g 28% Grasa saturada 9.1g 45% Colesterol 266mg 89%

Sodio 363mg 16%

Carbohidratos totales 1.7g 1% Fibra dietética 0g 0%

Azúcares totales 0.4g Proteína 45.3g

# Asado de carne de res

Servicios: 6

Tiempo de preparación: 55 minutos

## ingredientes

- 2 libras de carne de res
- Sal y pimienta negra, al gusto
- 1 taza de sopa de cebolla
- 2 cucharaditas de jugo de limón
- 1 taza de caldo de carne

## Indicaciones

1. Ponga la carne en una olla a presión y agregue el caldo de carne de res, el jugo de limón, la sopa de cebolla, la sal y la pimienta negra.

2. Bloquee la tapa y cocine a alta presión durante unos 40 minutos.

3. Suelte naturalmente la presión y el plato en un plato para servir.

## Cantidad nutricional por porción

Calorías 307

Grasa total 10.2g 13% Grasa saturada 3.7g 19%

Colesterol 135mg 45%

Sodio 580mg 25%

Carbohidratos totales 2.9g 1% Fibra Dietética 0.3g 1%

Azúcares totales 1.3g Proteína 47.9g

# RECETAS DE MARISCOS

## Camarones de ajo con queso de cabra

Servicios: 4

Tiempo de preparación: 30 minutos

### ingredientes

- 4 cucharadas de mantequilla herbácea
- Sal y pimienta negra, al gusto
- 1 libra de camarón crudo grande
- 4 onzas de queso de cabra
- 4 dientes de ajo picados

### Indicaciones

1. Precaliente el horno a 3750F y engrase un plato para hornear.
2. Mezcle la mantequilla herbácea, el ajo, los camarones crudos, la sal y la pimienta negra en un tazón.
3. Ponga los camarones marinados en el plato para hornear y cubra con el queso rallado.
4. Colóquelo en el horno y hornee durante unos 25 minutos.
5. Saca los camarones y sirve caliente.

## Cantidad nutricional por porción

Calorías 294

Grasa total 15g 19% grasa saturada 8.9g 44% Colesterol
266mg 89%

Sodio 392mg 17%

Carbohidratos totales 2.1g 1% Fibra Dietética 0.1g 0%

Azúcares totales 0.8g Proteína 35.8g

# Puré de coliflor de mantequilla dorada

Servicios: 4

Tiempo de preparación: 35 minutos

## ingredientes

- 1 cebolla amarilla, finamente picada
- 3/4 de taza de crema para batir pesada
- 11/2 libras de coliflor, rallada
- Sal marina y pimienta negra, al gusto
- 31/2 oz. de mantequilla

## Indicaciones

1. Caliente 2 cucharadas de mantequilla en una sartén a fuego medio y agregue las cebollas.
2. Saltee durante unos 3 minutos y pase a un tazón.
3. Mezcle la coliflor, la crema de látigo pesado, la sal marina y la pimienta negra en la misma sartén.
4. Cubra con la tapa y cocine a fuego medio-bajo durante unos 15 minutos.
5. Sazona con sal y pimienta negra y revuelve las cebollas salteadas.
6. Despacha a un tazón y calienta el resto de la mantequilla en la sartén.

7. Cocine hasta que la mantequilla esté marrón y nuez y sirva

con puré de coliflor.

## Cantidad nutricional por porción

Calorías 309

Grasa total 28.7g 37% Grasa saturada 18g 90%

Colesterol 84mg 28%

Sodio 204mg 9%

Carbohidratos totales 12.2g 4% Fibra Dietética 4.8g 17%

Azúcares totales 5.3g Proteína 4.3g

# RECETAS DE POLLO Y AVES DE CORRAL

## Pavo con salsa de queso crema

Servicios: 4

Tiempo de preparación: 30 minutos

### ingredientes

- 20 oz. de pechuga de pavo
- 2 cucharadas de mantequilla
- 2 tazas de crema para batir pesada
- Sal y pimienta negra, al gusto
- 7 oz. de queso crema

### Indicaciones

1. Sazona el pavo generosamente con sal y pimienta negra.
2. Caliente la mantequilla en una sartén a fuego medio y cocine el pavo durante unos 5 minutos a cada lado.
3. Agregue la crema de batir pesada y el queso crema.
4. Cubra la sartén y cocine durante unos 15 minutos a fuego medio-bajo.
5. Despacha para servir caliente.

**Cantidad nutricional por porción**

Calorías 386

Grasa total 31.7g 41% Grasa saturada 19.2g 96%

Colesterol 142mg 47%

Sodio 1100mg 48% Carbohidratos totales 6g 2%

Fibra dietética 0.5g 2% Azúcares totales 3.4g

Proteína 19.5g

# RECETAS DE DESAYUNO

## Muffins de almendras de lino

Tiempo total: 45 minutos Sirve: 6

### ingredientes:

- 1 cucharadita de canela
- 2 cucharadas de harina de coco
- 20 gotas de stevia líquida
- 1/4 de taza de agua
- 1/4 cucharadita de extracto de vainilla
- 1/4 cucharadita de bicarbonato de sodio
- 1/2 cucharadita de polvo de hornear
- 1/4 de taza de harina de almendras
- 1/2 taza de lino molido
- 2 cucharadas de chía molida

### Indicaciones:

Precalentar el horno a 350 F/ 176 C.

1. Rocíe la bandeja de muffins con spray de cocción y reserve.

2. En un tazón pequeño, agregue 6 cucharadas de agua y chía molida. Mezcle bien y reserve.

3. En un tazón de mezcla, agregue el lino molido, el bicarbonato de sodio, el polvo de hornear, la canela, la harina de coco y la harina de almendras y mezcle bien.

4. Agregue la mezcla de semillas de chía, vainilla, agua y stevia líquida y revuelva bien para combinar.

5. Vierta la mezcla en la bandeja de muffins preparada y hornee en el horno precalentado durante 35 minutos.

6. Sirva y disfrute.

**Valor nutricional (Cantidad por porción): Calorías 92; Grasa 6,3 g; Carbohidratos 6.9 g; Azúcar 0,4 g; Proteína 3,7 g; Colesterol 0 mg;**

# Gachas de corazón de cáñamo de almendras

Tiempo total: 10 minutos

Servicios: 2

**ingredientes:**

- 1/4 de taza de harina de almendras
- 1/2 cucharadita de canela
- 3/4 cucharadita de extracto de vainilla
- 5 gotas de stevia
- 1 cucharada de semillas de chía
- 2 cucharadas de semilla de lino molido
- 1/2 taza de corazones de cáñamo
- 1 taza de leche de coco sin endulzar

**Indicaciones:**

1. Agregue todos los ingredientes excepto la harina de almendras a una cacerola. Revuelva para combinar.
2. Caliente a fuego medio hasta que empiece a hervir ligeramente.
3. Una vez que empiece a burbujear, revuelva bien y cocine durante 1 minuto más.

4. Retire del fuego y agregue la harina de almendras.

5. Sirva inmediatamente y disfrute.


**Valor nutricional (Cantidad por porción): Calorías 329; Grasa 24,4 g; Carbohidratos 9.2 g; Azúcar 1,8 g; Proteína 16,2 g; Colesterol 0 mg;**

# RECETAS DE ALMUERZO

## Fideos de calabacín de limón

Tiempo total: 15 minutos Sirve: 4

**ingredientes:**

- 4 calabacín pequeño, en espiral en fideos
- 2 dientes de ajo
- 2 tazas de hojas frescas de albahaca
- 2 cucharaditas de jugo de limón
- 1/3 taza de aceite de oliva
- pimienta
- sal

**Indicaciones:**

1. Agregue el ajo, la albahaca, el aceite de oliva y el jugo de limón en la licuadora y mezcle bien. Sazona con pimienta y sal.
2. En un tazón grande, combina pesto y fideos de calabacín.
3. Revuelva bien y sirva.

**Valor nutricional (Cantidad por porción): Calorías 169; Grasa 17.1 g; Carbohidratos 4.8 g; Azúcar 2,2 g; Proteína 1,9 g; Colesterol 0 mg;**

# Arroz de coliflor

# mexicana

Tiempo total: 25 minutos Sirve: 4

**ingredientes:**

- 1 cabeza mediana de coliflor, cortada en floretes
- 1/2 taza de salsa de tomate
- 1/4 cucharadita de pimienta negra
- 1 cucharadita de chile en polvo
- 2 dientes de ajo picados
- 1/2 cebolla mediana cortada en cubos
- 1 cucharada de aceite de coco
- 1/2 cucharadita de sal marina

**Indicaciones:**

1. Agregue los floretes de coliflor en el procesador de alimentos y procese hasta que parezca arroz.
2. Caliente el aceite en una sartén a fuego medio-alto.
3. Agregue la cebolla a la sartén y saltee durante 5 minutos o hasta que se ablande.
4. Agregue el ajo y cocine durante 1 minuto.
5. Agregue el arroz con coliflor, el chile en polvo, la pimienta y la sal. Revuelve bien.
6. Agregue la salsa de tomate y cocine durante 5 minutos.

7. Revuelva bien y sirva caliente.

**Valor nutricional (Cantidad por porción): Calorías 83; Grasa 3.7g; Carbohidratos 11.5 g; Azúcar 5,4 g; Proteína 3,6 g; Colesterol 0 mg;**

# RECETAS PARA LA CENA

## Champiñones de

## ajo limón

Tiempo total: 25 minutos Sirve: 4

**ingredientes:**

- 3 oz de champiñones enoki
- 1 cucharada de aceite de oliva
- 1 cucharadita de ralladura de limón picada
- 2 cucharadas de jugo de limón
- 3 dientes de ajo en rodajas
- 6 setas de ostras, cortadas a la mitad
- 5 oz de setas cremini, en rodajas
- 1/2 chile rojo en rodajas
- 1/2 cebolla en rodajas
- 1 cucharadita de sal marina

**Indicaciones:**

1. Caliente el aceite de oliva en una sartén a fuego alto.
2. Agregue chalotas, setas enoki, setas de ostras, setas cremini y chile.

3. Revuelva bien y cocine a fuego medio-alto durante 10 minutos.

4. Agregue la ralladura de limón y revuelva bien. Sazona con jugo de limón y sal y cocina durante 3-4 minutos.

5. Sirva y disfrute.

**Valor nutricional (Cantidad por porción): Calorías 87; Grasa 5,6 g; Carbohidratos 7.5 g;**

**Azúcar 1,8 g; Proteína 3 g; Colesterol 8 mg;**

# Ensalada de espárragos de tomate

Tiempo total: 20 minutos Sirve: 4

**ingredientes:**

- Espárragos de 1/2 lb, recortados y cortados en trozos
- Tomates cherry de 8 oz, cortados a la mitad
- Para vestir:
- 1/4 cucharadita de mezcla de condimento de ajo y hierbas
- 1 cucharada de vinagre
- 1 cucharada de chalota picada
- 1 diente de ajo picado
- 1 cucharada de agua
- 2 cucharadas de aceite de oliva

**Indicaciones:**

1. Agregue 1 cucharada de agua y espárragos en un tazón a prueba de calor y cubra con película adhesiva y microondas durante 2 minutos.
2. Retire los espárragos del tazón y colóquelos en agua helada hasta que estén fríos.
3. Agregue espárragos y tomates en un tazón mediano.
4. En un tazón pequeño, mezcle todos los ingredientes restantes

y vierta sobre verduras.

5.  Lave bien las verduras y sirva.


**Valor nutricional (Cantidad por porción): Calorías 85; Grasa 7,2 g; Carbohidratos 5.1 g;**

**Azúcar 2,6 g; Proteína 1,9 g; Colesterol 0 mg;**

# RECETAS DE POSTRES

## Mousse de Limón

Tiempo total: 10 minutos Sirve: 2

**ingredientes:**

- 14 oz de leche de coco
- 12 gotas de stevia líquida
- 1/2 cucharadita de extracto de limón
- 1/4 cucharadita de cúrcuma

**Indicaciones:**

1. Coloque la lata de leche de coco en el refrigerador durante la noche. Saca crema espesa en un tazón de mezcla.
2. Agregue los ingredientes restantes al tazón y batir usando una batidora de manos hasta que quede suave.
3. Transfiera la mezcla de mousse a una bolsa de cierre de cremallera y enciérrela en vasos pequeños para servir. Colóquelo en nevera.
4. Sirva frío y disfrute.

**Valor nutricional (Cantidad por porción): Calorías 444; Grasa 45.7 g; Carbohidratos 10 g; Azúcar 6 g; Proteína 4,4 g; Colesterol 0 mg;**

# RECETAS DE DESAYUNO

## Batido de mantequilla de almendras

Comience bien su mañana con este fantástico impulso de energía que tarda sólo 5 minutos en hacer.

Tiempo total de preparación y cocción: 5 minutos nivel: Principiante

Hace: 1 Agitar

Proteína: 19 gramos Carbohidratos netos:

6 gramos De grasa: 27 gramos

Azúcar: 0 gramos

Calorías: 326

### Lo que necesita:

- 1 1/2 taza de leche de almendras, sin endulza
- 2 cucharadas de mantequilla de almendras
- 1/2 cucharada de canela molida
- 2 cucharadas de comida de lino
- 1/8 cucharadita de extracto de almendra, sin azúcar
- 15 gotas de Stevia líquida
- 1/8 cucharadita de sal
- 6 cubitos de hielo

**Pasos:**

Con una licuadora, combine todos los ingredientes y el pulso enumerados durante aproximadamente 45 segundos.

¡Sirva inmediatamente y disfrute!

# Ensalada de huevo

Prepara esta ensalada de huevos en poco tiempo y disfruta del fantástico impulso de energía de esta bomba de grasa.

Tiempo total de preparación y cocción: 15 minutos Nivel: Principiante

Hace: 2 ayudas

Proteína: 6 gramos Carbohidratos netos:

1 gramo de grasa: 28 gramos

Azúcar: 1 gramo

Calorías: 260

## Lo que necesita:

- 3 cucharadas de mayonesa, sin azúcar
- 1/4 de taza de apio picado
- 2 huevos grandes, duros y yemas separadas.
- 1/2 cucharadita de mostaza
- 3 cucharadas de pimiento rojo picado
- 1/4 cucharadita de sal
- 3 cucharadas de brócoli, arrocado
- 1/4 cucharadita de pimienta
- 2 cucharadas de champiñones picados
- 1/4 cucharadita de pimentón
- 4 tazas de agua fría

**Pasos:**

1. Llene una cacerola con los huevos y 2 tazas de agua fría.

2. Cuando el agua comience a hervir, ajuste un temporizador durante 7 minutos.

3. Después de que haya pasado el tiempo, escurrir el agua y vaciar las 2 tazas restantes de agua fría sobre los huevos.

4. Una vez que se puedan manipular, pelar los huevos y eliminar las yemas. Pica las claras de huevo y déjalos a un lado.

5. En un plato grande, mezcle la mayonesa, la mostaza, la sal y las yemas de huevo.

6. Combine el apio picado, el pimiento, el brócoli y el hongo.

7. Por último, integre las claras de huevo, pimienta y pimentón hasta que se combinen completamente.

# RECETAS DE APERITIVOS

## Aguacate envuelto en tocino

Este refrigerio frito rápido va a tener que llenar los nutrientes y grasas que su

cuerpo ansía.

Tiempo total de preparación y cocción: 30 minutos Nivel: Principiante

Hace: 3 ayudas (2 envolturas por porción) Proteína: 15 gramos

Carbohidratos netos: 1,8 gramos de grasa: 21

gramos

Azúcar: 0 gramos

Calorías: 139

**Lo que necesita:**

- 1 aguacate pelado y deshuesado

- 6 tiras de tocino

- 1 cucharada de mantequilla

**Pasos:**

1. Corta el aguacate en 6 cuñas individuales.

2. Envuelva una rebanada de tocino alrededor de la cuña de aguacate y repita para todas las piezas.

3. Suaviza la mantequilla en una sartén antiadherente y

transfiere las cuñas a la mantequilla caliente con el extremo del tocino en la base de la sartén. Esto evitará que el tocino se desintegre de la cuña.

4. Cocine durante aproximadamente 3 minutos a cada lado y muévase a un plato cubierto con toalla de papel.

5. ¡Sirva mientras esté caliente y disfrute!

## Consejo para hornear:

No utilice un aguacate que esté blando o rebajó, ya que se desmoronará mientras envuelve con el tocino.

## Consejo de variación:

También puede sustituir espárragos en lugar del aguacate.

# RECETAS PARA
# LA CENA

## Kebab de pollo

Cuando sumerjas los dientes en este sabroso shawarma, no te faltará el pan que solía venir con él.

**Tiempo total de preparación y cocción: 45 minutos más 2 horas para marinar**

Nivel: Principiante Hace: 4 Ayudas

Proteína: 35 gramos Carbohidratos netos: 1

gramo De grasa: 16 gramos

Azúcar: 0 gramos

Calorías: 274

**Lo que necesita:**

*Para el pollo:*

- 21 oz. pechuga de pollo deshuesado o muslos
- 2/3 cucharaditas de cilantro molido
- 6 cucharaditas de aceite de oliva
- 2/3 cucharadita de comino molido
- 1/3 cucharadita de pimienta de Cayena molida
- 2/3 cucharaditas de cardamomo molido
- 1/3 cucharadita de ajo en polvo
- 2/3 cucharadita de cúrcuma molida
- 1/3 cucharadita de cebolla en polvo

- 2 cucharaditas de polvo de pimentón
- 1 cucharadita de sal
- 4 cucharaditas de jugo de limón
- 1/8 cucharadita de pimienta

**Para la salsa tahini:**

- 4 cucharaditas de aceite de oliva
- 2 cucharadas de agua
- 1/3 cucharadita de sal
- 4 cucharaditas de pasta tahini
- 2 cucharaditas de jugo de limón
- 1 diente de ajo picado

**Pasos:**

1. Con un rascador de goma, mezcle el cilantro, el aceite de oliva, el comino, la pimienta de Cayena, el cardamomo, el ajo en polvo, la cúrcuma, la cebolla en polvo, el pimentón en polvo, la sal, el jugo de limón y la pimienta en una tina grande con tapa.

2. Coloque el pollo dentro y organice, para que estén completamente cubiertos por el líquido.

3. Marinar durante al menos 2 horas, si no durante la noche.

4. Precalentar la parrilla para calentar a 500° Fahrenheit.

5. Quita el pollo del adobo y asa sobre las llamas durante

aproximadamente 4 minutos antes de voltear hacia el otro lado.

6. Asar hasta que se dore en ambos lados y utilizar un termómetro de carne para asegurarse de que es un uniforme 160 ° Fahrenheit.

7. Lleve el pollo a un plato y enfríe durante unos 10 minutos.

8. En un plato pequeño, mezcle el aceite de oliva, el agua, la sal, la pasta tahini, el limón y el ajo picado hasta una consistencia suave.

9. Cortar el pollo y servir con la salsa y disfrutar!

## Consejos para hornear:

1. Si no tiene una parrilla, puede freír esta comida en la estufa. Una vez marinado el pollo, disolver una cucharada de mantequilla o aceite de coco en una sartén antiadherente. Freír el pollo a cada lado durante aproximadamente 4 minutos.

2. Hornear el pollo es otra opción. Ajuste la temperatura de la estufa a 400° Fahrenheit y asar durante aproximadamente 20 minutos.

## Consejo de variación:

1. Si te gusta una patada a tu pollo, puedes añadir más pimienta de Cayena a tu gusto preferido.

# RECETAS INUSUALES DE COMIDAS

Usted ha llegado al capítulo de bonificación donde hay una colección única de recetas, ya que la mayoría son exóticas y del extranjero. Algunos tienen unos pasos más, pero todavía van a ser lo suficientemente fáciles como para que cualquiera los traiga a su mesa esta noche. ¡Disfruta experimentando con algo nuevo!

## Tartas Clafoutis de Blackberry

**Esta interpretación del postre tradicional de Francia es muy cremosa y baja en carbohidratos además.**

**Tiempo total de preparación y cocción: 1 hora 30 minutos**

Nivel: Principiante Hace: 4 Tartas

Proteína: 3 gramos

Carbohidratos netos: 2,4 gramos de grasa: 15 gramos

Azúcar: 1 gramo

Calorías: 201

**Lo que necesita:**

*Para la corteza:*

- 1/4 de taza de harina de coco
- 2 cucharadas de aceite de coco, derretido
- 2 cucharadas de mantequilla de almendras, suave
- 1/4 cucharadita de edulcorante de swerve, confitero
- 2 1/2 tazas de pecanas, crudas
- 1/8 cucharadita de sal

**Para el relleno:**

- 1 huevo grande
- 8 oz. de moras
- 1/8 de taza de harina de almendras blanqueada
- 2 oz. de leche de almendras, sin endulza
- 3 cucharaditas de edulcorante Stevia, granulado
- 1/8 cucharadita de sal
- 3 oz. de leche de coco, enlatada
- 1 cucharadita de extracto de vainilla, sin azúcar

**Pasos:**

1. Ajuste la estufa a calentar a 350° Fahrenheit. Usted tendrá que reservar cuatro cuatro sartenes de tarta de 3/4 pulgadas.

2. Para crear las costras de tarta, mezcle la harina de coco, el cebado, las piezas de pacana, la sal, el aceite de coco, la mantequilla de almendras en una licuadora

de alimentos durante aproximadamente 2 minutos hasta que se desmenuza.

3. Raspe el recipiente con un rascador de goma y pulse durante 30 segundos adicionales.

4. Porciones de la masa en 4 secciones iguales y distribuya a las sartenes de tarta. Presione la corteza uniformemente comenzando con los lados con el medio siendo presionado por última vez. Refrigere para ajustar durante media hora.

5. Retire las cortezas de la nevera y coloque un cuarto de taza de moras en cada sartén.

6. Usando la licuadora de alimentos, batir la Stevia, extracto de vainilla, huevo, sal, leche de coco y leche de almendras durante aproximadamente medio minuto.

7. Vacíe el contenido uniformemente sobre las moras.

8. Caliente las tartas durante aproximadamente media hora y retírelas al mostrador.

9. Espere aproximadamente 10 minutos para servir caliente. ¡disfrutar!

# RECETAS DE POSTRES KETO

## Barras de coco de azafrán

Servicios: 15

Tiempo de preparación: 10 minutos Tiempo de cocción: 15 minutos

### ingredientes:

- 1 3/4 tazas de coco rallado sin endulzar
- 8 hilos de azafrán
- 1 1/3 taza de leche de coco sin endulzar
- 1 cucharadita de polvo de cardamomo
- 1/4 de taza de swerve
- oz ghee

### Indicaciones:

1. Rocíe un molde para hornear cuadrado con spray de cocina y reserve.
2. En un tazón, mezcle la leche de coco y el coco rallado y reserve durante media hora.
3. Agregue el edulcorante y el azafrán y mezcle bien para combinar.

4. Derretir ghee en una sartén a fuego medio.

5. Agregue la mezcla de coco a la sartén y cocine durante 5-7 minutos.

6. Agregue el polvo de cardamomo y cocine durante 3-5 minutos más.

7. Transfiera la mezcla de coco al plato de hornear preparado y esparce uniformemente.

8. Colocar en nevera durante 1-2 horas.

9. Cortar y servir.

Por porción: Carbohidratos netos: 1.7g; Calorías: 191 Grasa Total: 19.2g; Grasa saturada: 15.1g

Proteína: 1.5g; Carbohidratos: 4.1g; Fibra: 2.4g; Azúcar: 1.6g; Grasa 91% / Proteína 5% / Carbohidratos 4%

# Sabores Barras de calabaza

Servicios: 18

Tiempo de preparación: 10 minutos Tiempo de cocción: 10 minutos

## ingredientes:

- 1 cucharada de harina de coco
- 1/2 cucharadita de canela
- 2 cucharaditas de especia de pastel de calabaza
- 1 cucharadita de stevia líquida
- 1/2 taza de eritritol
- 15 oz de puré de calabaza
- 15 oz de leche de coco sin endulzar
- 16 oz de manteca de cacao

## Indicaciones:

1. Forre el plato para hornear con papel pergamino y reserve.
2. Derretir la manteca de cacao en una cacerola pequeña a fuego lento.
3. Agregue el puré de calabaza y la leche de coco y revuelva bien.
4. Agregue los ingredientes restantes y bata bien.
5. Revuelva la mezcla continuamente hasta que la

mezcla espese.

6. Una vez que la mezcla espese, vierta en un molde para hornear preparado y colóquela en el refrigerador durante 2 horas.

7. Cortar y servir.

Por porción: Carbohidratos netos: 5.8g; Calorías: 282; Grasa total: 28.1g; Grasa saturada: 17.1g

Proteína: 1.3g; Carbohidratos: 9.5g; Fibra: 3.7g; Azúcar: 4g; Grasa 89% / Proteína 2% / Carbohidratos 9%

# pastel

## Pastel de chocolate

## Gooey

Servicios: 8

Tiempo de preparación: 10 minutos Tiempo de cocción: 20 minutos

**ingredientes:**

- 2 huevos
- 1/4 de taza de cacao en polvo sin endulzar
- 1/2 taza de harina de almendras
- 1/2 taza de mantequilla, derretida
- 1 cucharadita de vainilla
- 3/4 de taza de swerve
- Pizca de sal

**Indicaciones:**

1. Precalentar el horno a 350 F/ 180 C.
2. Rocíe una sartén de 8 pulgadas en forma de resorte con spray de cocina. reservar.
3. En un tazón, tamizar la harina de almendras, el cacao en polvo y la sal. Mezcle bien y reserve.
4. En otro tazón, bate huevos, extracto de vainilla y edulcorante hasta que estén cremosos.

5. Dobla lentamente la mezcla de harina de almendras en la mezcla de huevo y revuelve bien para combinar.

6. Agregue la mantequilla derretida y revuelva bien.

7. Vierta la masa de pastel en la sartén preparada y hornee durante 20 minutos.

8. Retirar del horno y dejar enfriar por completo.

9. Cortar y servir.

Por porción: Carbohidratos netos: 1.7g; Calorías: 166; Grasa total: 16.5g; Grasa saturada: 8.1g

Proteína: 3,5 g; Carbohidratos: 3.3g; Fibra: 1.6g; Azúcar: 0.5g; Grasa 88% / Proteína 8% / Carbohidratos 4%

# Pastel de Chocó sin harina

Servicios: 8

Tiempo de preparación: 10 minutos Tiempo de cocción: 45 minutos

## ingredientes:

- 7 oz de chocolate negro sin endulza, picado
- 1/4 de taza de swerve
- 4 huevos separados
- oz de crema
- mantequilla oz, en cubos

## Indicaciones:

1. Engrase la sartén de 8 pulgadas con mantequilla y reserve.

2. Agregue la mantequilla y el chocolate en

tazón seguro para microondas y microondas hasta que se derrita. Revuelve bien.

3. Agregue el edulcorante y la crema y mezcle bien.

4. Agregue las yemas de huevo una por una y mezcle hasta que se combinen.

5. En otro tazón, batir las claras de huevo hasta que se formen picos rígidos.

6. Doble suavemente las claras de huevo en la mezcla de chocolate.

7. Vierta la masa en la sartén preparada y hornee a 325 F/ 162 C durante 45 minutos.

8. Cortar y servir.

Por porción: Carbohidratos netos: 5.1g; Calorías: 318; Grasa total: 28.2g; Grasa saturada: 17g

Proteína: 6.6g; Carbohidratos: 8.4g; Fibra: 3.3g; Azúcar: 1.2g; Grasa 82% / Proteína 10% / Carbohidratos 8%

# CARAMELO: PRINCIPIANTE

## Caramelo de fresa

Servicios: 12

Tiempo de preparación: 10 minutos Tiempo de cocción: 10 minutos

### ingredientes:

- 3 fresas frescas
- 1/2 taza de mantequilla, ablandada
- Queso crema de 8 oz, suavizado
- 1/2 cucharadita de vainilla
- 3/4 de taza de swerve

### Indicaciones:

1. Agregue todos los ingredientes al procesador de alimentos y procese hasta que quede suave.
2. Vierta la mezcla en el molde de caramelo de silicona y colóquela en el refrigerador durante 2 horas o hasta que se endurezcan los caramelos.
3. Sirva y disfrute.

Por porción: Carbohidratos netos: 0.8g; Calorías: 136 Grasa Total: 14.3g; Grasa saturada: 9g

Proteína: 1.5g; Carbohidratos: 0.9g; Fibra: 0.1g; Azúcar: 0.2g; Grasa 94% / Proteína 4% / Carbohidratos 2%

# Caramelo

# blackberry

Servicios: 8

Tiempo de preparación: 5 minutos Tiempo de cocción: 5 minutos

## ingredientes:

- 1/2 taza de moras frescas
- 1/4 de taza de mantequilla de anacardo
- 1 cucharada de jugo de limón fresco
- 1/2 taza de aceite de coco
- 1/2 taza de leche de coco sin endulzar

## Indicaciones:

1. Caliente la mantequilla de anacardo, el aceite de coco y la leche de coco en una sartén a fuego medio-bajo, hasta que estén calientes.
2. Transferir la mezcla de mantequilla de anacardo a la licuadora junto con los ingredientes restantes y mezclar hasta que quede suave.
3. Vierta la mezcla en el molde de caramelo de silicona y refrigere hasta que esté listo.
4. Sirva y disfrute.

Por porción: Carbohidratos Netos: 2.9g; Calorías: 203; Grasa total: 21.2g; Grasa saturada: 15.8g

Proteína: 1.9g; Carbohidratos: 3.9g; Fibra: 1g; Azúcar: 1g; Grasa 92%

/ Proteína 3% / Carbohidratos 5%

# COOKIES: PRINCIPIANTE

# Galletas de coco

# fáciles

Servicios: 40

Tiempo de preparación: 10 minutos Tiempo de
cocción: 10 minutos

**ingredientes:**

- 4 tazas de coco rallado sin endulzar
- 1/2 taza de leche de coco sin endulzar
- 1/4 de taza de eritritol
- 1/4 cucharadita de vainilla

**Indicaciones:**

1. Agregue todos los ingredientes al procesador de
   alimentos y procese hasta que estén pegajosos.
2. Transfiera la mezcla al tazón grande.
3. Hacer una bola pequeña de la mezcla y colocar en un
   plato.
4. Presione cada bola ligeramente en forma de galleta y
   colóquela en la nevera hasta que esté firme.
5. Sirva y disfrute.

Por porción: Carbohidratos Netos: 0.9g; Calorías: 79; Grasa total: 7.1g; Grasa saturada: 6,2 g

Proteína: 0.9g; Carbohidratos: 2.6g; Fibra: 1.7g; Azúcar: 0.9g; Grasa 86% / Proteína 7% / Carbohidratos 7%

# Galletas crujientes de pan corto

Servicios: 6

Tiempo de preparación: 10 minutos Tiempo de cocción: 10 minutos

## ingredientes:

- 1 1/4 de taza de harina de almendras
- 1/2 cucharadita de vainilla
- 3 cucharadas de mantequilla, suavizada
- 1/4 de taza de swerve
- Pizca de sal

## Indicaciones:

1. Precalentar el horno a 350 F/ 180 C.
2. En un tazón, mezcle la harina de almendras, el descarnado y la sal.
3. Agregue la vainilla y la mantequilla y mezcle hasta que se forme la masa.
4. Hacer galletas de la mezcla y colocar en una bandeja para hornear.
5. Hornee en horno precalentado durante 10 minutos.
6. Deje enfriar completamente y luego sirva.

Por porción: Carbohidratos netos: 2.6g; Calorías: 185; Grasa total: 17.4g; Grasa saturada: 4,5 g

Proteína: 5.1g; Carbohidratos: 5.1g; Fibra: 2.5g; Azúcar: 0.9g; Grasa 84% / Proteína 11% / Carbohidratos 5%

# POSTRE CONGELADO: PRINCIPIANTE

# Yogur de

# frambuesa

Servicios: 6

Tiempo de preparación: 10 minutos Tiempo de cocción: 10 minutos

## ingredientes:

- 2 tazas de yogur natural

- 5 oz de frambuesas frescas

- 1/2 taza de eritritol

## Indicaciones:

1. Agregue todos los ingredientes a la licuadora y licúe hasta que estén suaves.

2. Transfiera la mezcla mezclada en recipiente hermético y colóquela en el refrigerador durante 40 minutos.

3. Retire la mezcla de yogur del refrigerador y mezcle de nuevo hasta que quede suave.

4. Vierta el recipiente y colóquelo en el refrigerador durante 30 minutos.

5. Sirva y disfrute.

Por porción: Carbohidratos netos: 7g; Calorías: 70 Grasa Total: 1.9g; Grasa saturada: 0.8g

Proteína: 5.1g; Carbohidratos: 8.5g; Fibra: 1.5g; Azúcar: 6.8g; Grasa 26% / Proteína 32% / Carbohidratos 42%

# Paleta de mantequilla de coco

Servicios: 12

Tiempo de preparación: 5 minutos Tiempo de cocción: 5 minutos

**ingredientes:**

- 2 latas de leche de coco sin endulzar
- 1 cucharadita de stevia líquida
- 1/2 taza de mantequilla de maní

**Indicaciones:**

1. Agregue todos los ingredientes a la licuadora y licúe hasta que estén suaves.
2. Vierta la mezcla en los moldes y colóquelo en el refrigerador durante 3 horas o hasta que esté listo.
3. Sirva y disfrute.

Por porción: Carbohidratos netos: 3.1g; Calorías: 175 Grasa Total: 17.4g; Grasa saturada: 10.7g

Proteína: 3.5g; Carbohidratos: 3.7g; Fibra: 0.6g; Azúcar: 2.6g; Grasa 87% / Proteína 7% / Carbohidratos 6%

# Intermedio: Sándwich de carne italiana de Chicago

Todo fuera: 3 hr 40 min

Preparación: 20 min

Cocinero: 3 hr 20 min

Rendimiento: 4 porciones

### ingredientes

- 4 libras de la parte superior redonda con tapa de grasa

- 3 cucharadas de sabor italiano

- 3 cucharadas de salsa Worcestershire

- 2 cucharadas de sal

- 1 taza de ajo, dientes enteros

- 2 cucharadas crujientes de pimienta oscura quebrada

- 1 cucharadita de cayena

- 1 cucharada de pimentón

- 1 cucharadita de trozos de guiso de frijoles rojos

- 3 cebollas amarillas, cortadas

- 1/2 taza de vino tinto

- 1 taza de caldo de hamburguesa

- 2 hojas rectas

- 3 cucharadas de grasa de tocino o aceite de canola

- 6 rollos de pan de masa madre partidos, tostados

- 1 taza de verduras de vinagreta giardiniera cortadas

- 1 taza de pimientos dulces rojos con baches

**dirección**

1. Frotar la carne con fijaciones secas, extender y refrigerar durante 2 a 3 horas.

2. Precalentar el pollo de engorde a 275 grados F.

3. Agregue la carne a una sartén hirviendo con

    grasa de tocino, incluir cebollas y ajo, saltear durante 15 minutos, desglasar con vino, e incluir salsa Worcestershire, caldo de hamburguesa y hojas rectas.

4. Detecta la sartén hirviendo en la parrilla y cocina durante 3 horas, revelada, o hasta que un momento de lectura termómetro registra 135 grados F en el enfoque. Expulsa, deja enfriar, en ese momento corte delicado.

5. Enfriar el caldo en la sartén hirviendo y evacuar la grasa que su ascenso a la parte superior. colar.

6. Caliente el caldo e incluya la carne cortada. Ver un poco de carne en cada movimiento tostado, recoger con

algunos jugos y cubra con verduras giardiniera y
pimientos rojos.

# RECETAS DE ALMUERZO

## Intermedio: Pan de

## Coco Pan

### Valores nutricionales:

Calorías: 297.5, Grasa total: 14.6 g, Grasa saturada: 2.6 g,

Carbohidratos: 25.5 g, Azúcares: 0.3 g, Proteína:

15.6 g Sirve: 4

### ingredientes:

- 1/2 taza de semillas de lino molido
- 1/2 cucharadita de bicarbonato de sodio
- 1 cucharadita de polvo de hornear
- 1 cucharadita de sal
- 6 Huevos, temperatura ambiente
- 1 cucharada de vinagre de sidra de manzana
- 1/2 taza de agua
- 1 taza de harina de coco tamizado

**Indicaciones:**

1. Asegúrese de que 350F / 175C es el objetivo al precalentar el horno. Engrase una sartén y reserve.
2. Mezcle los ingredientes secos. Agregue el agua, los huevos y el vinagre y mezcle bien para incorporarlo.
3. Hornee durante 40 minutos.

Cuando se hornee, deje enfriar, loncha y disfrutar!

# RECETAS DE APERITIVO

## Galletas de centeno

Tiempo de preparación: 10 minutos

Tiempo de cocción: 15 minutos

Porciones: 10

**Valores nutricionales:**

Calorías 80

Carbohidratos totales 10,4 g Proteína

1,1 g Grasa total 4,3 g

**ingredientes:**

- 1 taza de harina de centeno
- 2/3 taza de salvado
- 2 cucharaditas de polvo de hornear
- 3 cucharadas de aceite vegetal
- 1 cucharadita de extracto de malta líquida
- 1 cucharadita de vinagre de manzana
- 1 taza de agua
- Sal al gusto

**Indicaciones:**

1. Combine la harina con salvado, polvo de hornear y sal.
2. Vierta aceite, vinagre y extracto de malta. Mezcle bien.
3. Amasar la masa, añadiendo gradualmente el agua.
4. Divida y despliegue con un rodillo de aproximadamente 0,1 pulgadas de espesor.
5. Cortar (usando un cuchillo o cortador de galletas) las galletas de forma cuadrada o rectángulo.

Hornee a 390°F para 12–15 acta.

# EL ALMUERZO DE KETO

En este capítulo, proporcionaremos un menú de siete días que puedes usar para algunos almuerzos de keto fáciles de hacer pero extremadamente deliciosos.

# Lunes: Almuerzo:

# Albóndigas keto

Hazlas con anticipación porque estas deliciosas albóndigas son freezable. Tome algunos para trabajar junto con un poco de salsa marinara sin azúcar y zoodles (fideos de calabacín) para un delicioso almuerzo de keto.

Consejo de variación: cambiar los condimentos para hacer diferentes sabores, como taco o barbacoa.

Tiempo de preparación: 5 minutos Tiempo de cocción: 18 minutos Porciones: 4

## Lo que hay en él

- Carne molida alimentada con pasto (1 libra)
- Perejil fresco picado (1,5 t)
- Cebolla en polvo (.75 t)
- Ajo en polvo (.75 t)
- Sal kosher (.75 t)
- Pimienta negra molida fresca (.5 t)

## Cómo se hace

1. Gire el horno a 400 grados F para precalentar.

2. Con papel pergamino, forre una bandeja para hornear.

3. Ponga la carne de res en un tazón de vidrio mediano con otros ingredientes y mezcle con las manos hasta que se mezcle. Evite mezclar en exceso, ya que esto dará lugar a albóndigas duras.

4. Enrolle en 8 albóndigas y colóquelas en la bandeja para hornear forrada.

5. Hornee durante 15-18 minutos hasta que esté listo todo el camino.

Carbohidratos netos: 3 gramos De grasa: 17 gramos

Proteína: 11 gramos

Azúcares: 2 gramos

# KETO EN
# LA CENA

# Lunes: Cena:

# Costillas cortas

# de ternera en

# una olla lenta

Con un poco de preparación, usted tendrá una comida caliente esper te espera al final de un largo día.

Consejo de variación: servir sobre coliflor cortada en cubos o con apio.

Tiempo de preparación: 15 minutos Tiempo de cocción: 4 horas Porciones: 4

**Lo que hay en él**

- Costillas cortas deshuesadas o deshuesadas (2 libras)
- Sal kosher (al gusto)
- Pimienta molida fresca (al gusto)
- Aceite de oliva virgen extra (2 T)
- Cebolla blanca picada (1 qty)
- Ajo (3 dientes)
- Caldo óseo (1 taza)
- Aminoácidos de coco (2 T)

- Pasta de tomate (2 T)

- Vino tinto (1,5 tazas)

## Cómo se hace

1. En una sartén grande a fuego medio, agregue el aceite de oliva. Sazona la carne con sal y pimienta. Dore ambos lados.

2. Agregue caldo y costillas doradas a la olla lenta

3. Ponga los ingredientes restantes en la sartén.

4. Hierva y cocine hasta que las cebollas estén tiernas. Unos 5 minutos.

5. Vierta sobre las costillas.

6. Ajuste a 4 a 6 horas en alto o de 8 a 10 horas en mínimos.

## Carbohidratos netos: 1 gramo

Grasa: 63 gramos

Proteína: 24 gramos

Azúcares: 1 gramo